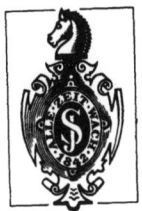

Die gastroenterologischen Fibeln werden herausgegeben von S. Müller-Lissner und H. R. Koelz.

Weitere Bände zu den Themen Leber, Galle, Kolon sind in Vorbereitung

P. G. Lankisch   M. Büchler   J. Mössner
S. Müller-Lissner

Pankreatitis-fibel

Springer-Verlag

Berlin Heidelberg New York
London Paris Tokyo
Hong Kong Barcelona
Budapest

Prof. Dr. med. P. G. Lankisch
Medizinische Abteilung
Städtisches Krankenhaus
Bögelstr. 1
21339 Lüneburg

Prof. Dr. med. J. Mössner
Medizinische Poliklinik
Universität Würzburg
Klinikstr. 8
97070 Würzburg

PD Dr. med. M. Büchler
Chirurgische Klinik
Universität Ulm
Steinhövelstr. 9
89075 Ulm

Prof. Dr. S. Müller-Lissner
Medizinische Klinik
Klinikum Innenstadt
Ludwig-Maximilians-Universität
Ziemssenstr. 1
80336 München 2

ISBN-13:978-3-540-56647-2

Die Deutsche Bibliothek – CIP-Einheitsaufnahme
Pakreatitisfibel / P. Lankisch ... [Hrsg. von S. Müller-Lissner und H. R. Koelz]. –
Berlin ; Heidelberg ; New York ; London ; Paris ; Tokyo ; Hong Kong ; Barcelona :
Springer, 1993
ISBN-13:978-3-540-56647-2   e-ISBN-13:978-3-642-78200-8
DOI: 10.1007/978-3-642-78200-8

NE: Lankisch, Paul Georg; Müller-Lissner, Stefan [Hrsg.]

Das Werk ist urheberrechtlich geschützt. Die dadurch begründeten Rechte, insbesondere die der Übersetzung, des Nachdrucks, des Vortrags, der Entnahme von Abbildungen und Tabellen, der Funksendung, der Mikroverfilmung oder der Vervielfältigung auf anderen Wegen und der Speicherung in Datenverarbeitungsanlagen, bleiben, auch bei nur auszugsweiser Verwertung, vorbehalten. Eine Vervielfältigung dieses Werkes oder von Teilen dieses Werkes ist auch im Einzelfall nur in den Grenzen der gesetzlichen Bestimmungen des Urheberrechtsgesetzes der Bundesrepublik Deutschland vom 9. September 1965 in der jeweils geltenden Fassung zulässig. Sie ist grundsätzlich vergütungspflichtig. Zuwiderhandlungen unterliegen den Strafbestimmungen des Urheberrechtsgesetzes.

© Springer-Verlag Berlin Heidelberg 1993

Die Wiedergabe von Gebrauchsnamen, Handelsnamen, Warenbezeichnungen usw. in diesem Werk berechtigt auch ohne besondere Kennzeichnung nicht zu der Annahme, daß solche Namen im Sinne der Warenzeichen- und Markenschutz-Gesetzgebung als frei zu betrachten wären und daher von jedermann benutzt werden dürften.

Produkthaftung: Für Angaben über Dosierungsanweisungen und Applikationsformen kann vom Verlag keine Gewähr übernommen werden. Derartige Angaben müssen vom jeweiligen Anwender im Einzelfall anhand anderer Literaturstellen auf ihre Richtigkeit überprüft werden.

Zeichnungen: G. Hippmann, Schwanstetten
Satz: RTS Wiesenbach
2121/3130 – 5 4 3 2 1 0 – Gedruckt auf säurefreiem Papier

Vorwort

Die vorliegende Pankreatitisfibel richtet sich – wie die 3 vorausgegangenen Büchlein dieser Reihe, die Refluxfibel, die Ulkusfibel und die Dyspepsiefibel – an den in Praxis oder Klinik praktisch tätigen Arzt. In einfacher Form werden die wichtigsten Informationen über die akute und chronische Pankreatitis vermittelt. Der Schwerpunkt liegt auf den für das praktische Vorgehen relevanten Aspekten. Die Empfehlungen basieren auf dem neuesten Erkenntnisstand.

Herrn Prof. Dr. G. Bargon, Ärztlicher Direktor der Abteilung Diagnostik der Universität Ulm, und Herrn Prof. Dr. K. Lackner, Direktor des Röntgeninstituts der Unversität Köln, sei für die Überlassung der computertomographischen Aufnahmen gedankt.

Dem Springer-Verlag ist es zu verdanken, daß die Herstellung dieser Fibel rasch vonstatten ging.

Paul Georg Lankisch
Markus Büchler
Joachim Mössner
Stefan Müller-Lissner

Inhaltsverzeichnis

Einleitung	1
Definitionen	2
Physiologie der Pankreassekretion	4
Akute Pankreatitis	6
Ätiologie	6
Pathogenese	8
Häufigkeit und Prognose	10
Diagnostik	12
– Symptomatik	14
– Laboruntersuchungen	16
– Abdominelle Sonographie	18
– Abdominelle Computertomographie	20
– Endoskopisch-retrograde Cholangiopankreatikographie (ERCP) und endoskopische Papillotomie (EPT)	22
– Prognoseabschätzung	24
Therapie	26
– Konservative Therapie	28
– Chirurgische Therapie	30
– Praktisches Vorgehen	32
Chronische Pankreatitis	34
Ätiologie und Pathogenese	34
Pathogenese der Komplikationen	36
Häufigkeit, Verlauf und Prognose	38
Diagnostik	40
– Symptomatik	42
– Laboruntersuchungen und Funktionstests	44
– Abdominelle Sonographie	46
– Abdominelle Computertomographie	48
– Endoskopisch-retrograde Cholangiopankreatikographie (ERCP)	50

Therapie 52
– Allgemeine Maßnahmen und Schmerztherapie 54
– Substitutionstherapie 56
– Chirurgische Therapie 58
– Praktisches Vorgehen 60
– Therapie der Komplikationen 62

Literatur 65

Einleitung

Eine **akute Pankreatitis** ist eine oft lebensbedrohliche gastroenterologische Erkrankung. Die rechtzeitige Diagnose und die sichere Beurteilung des Schweregrades der akuten Pankreatitis kann die Prognose des Patienten entscheidend beeinflussen.

Der Alkoholkonsum in der Bundesrepublik Deutschland hat in den letzten Jahrzehnten beträchtlich zugenommen und liegt in den letzten Jahren zwischen 10 und 12 Liter reinem Alkohol/Kopf der Bevölkerung. Ärzte in Praxis und Klinik werden daher zunehmend mit Patienten konfrontiert, die zuviel Alkohol trinken und die über Oberbauchbeschwerden klagen. Alkoholabusus ist die häufigste Ursache einer **chronischen Pankreatitis**. Das diagnostische Intervall (Beginn der Symptomatik einer chronischen Pankreatitis bis zur Diagnosestellung) liegt in der Bundesrepublik zur Zeit bei fünf Jahren, ein sicherlich nicht akzeptabel langer Zeitraum.

Definitionen

Akute Pankreatitis

Der Schweregrad des klinischen Bildes und die morphologischen Veränderungen stimmen nicht immer überein. Die akute Pankreatitis kann rezidivieren.

Chronische Pankreatitis

Der Funktionsverlust wird klinisch oft erst bei Auftreten von Steatorrhoe und/oder Diabetes mellitus bedeutsam.

In ca. 5 % der Fälle liegt als Sonderform eine chronisch obstruktive Pankreatitis vor. Nach Beseitigung der Obstruktion kann eine Ausheilung erfolgen.

Unterscheidung

In vielen Fällen erlaubt erst die Verlaufsbeobachtung die Zuordnung akuter Schübe zu einer akuten oder chronischen Pankreatitis.

Akute Pankreatitis
- Akute Entzündung des exokrinen Pankreas
  - milde Form: ödematöse Pankreatitis
  - schwere Form: nekrotisierende Pankreatitis
- Meist starke Oberbauchschmerzen
- Erhöhung von Amylase und Lipase im Serum
- Vollständige Ausheilung (90 %)
  oder Defektheilung (10 %)

Chronische Pankreatitis
- Chronische Entzündung des exokrinen Pankreas
  - Fibrose mit Zerstörung des Parenchyms
  - im Verlauf oft Komplikationen
- Meist rezidivierende oder persistierende Oberbauchschmerzen
- Keine Ausheilung, meist fortschreitende Funktionseinschränkung

Physiologie der Pankreassekretion

Kompensation eines Funktionsverlustes

Die Kohlenhydratverdauung kann z.T. durch die Mundspeichelamylase übernommen werden, die Proteinverdauung durch das Pepsin des Magens und die Proteasen des Dünndarms. Die Fettverdauung kann hingegen nicht ausreichend durch extrapankreatische Lipasen (Magenlipase) übernommen werden.

Funktion der Gallensalze

Cholezystokinin stimuliert sowohl die Pankreasenzymsekretion als auch die Gallenblasenkontraktion. Für eine optimale Fettverdauung ist das Zusammenspiel zwischen Gallensalzen, Lipase und Kolipase wichtig.

Protektive Mechanismen

Das Pankreas schützt sich durch mehrere Faktoren vor Selbstverdauung. Die Proteasen werden als Proenzyme sezerniert, die erst im Duodenum durch die Enterokinase aktiviert werden. Durch getrennte Speicherung von lysosomalen und Verdauungsenzymen wird eine Enzymaktivierung innerhalb der Azinuszelle verhindert. Schließlich werden Proteaseninhibitoren gebildet.

Physiologie der Pankreassekretion

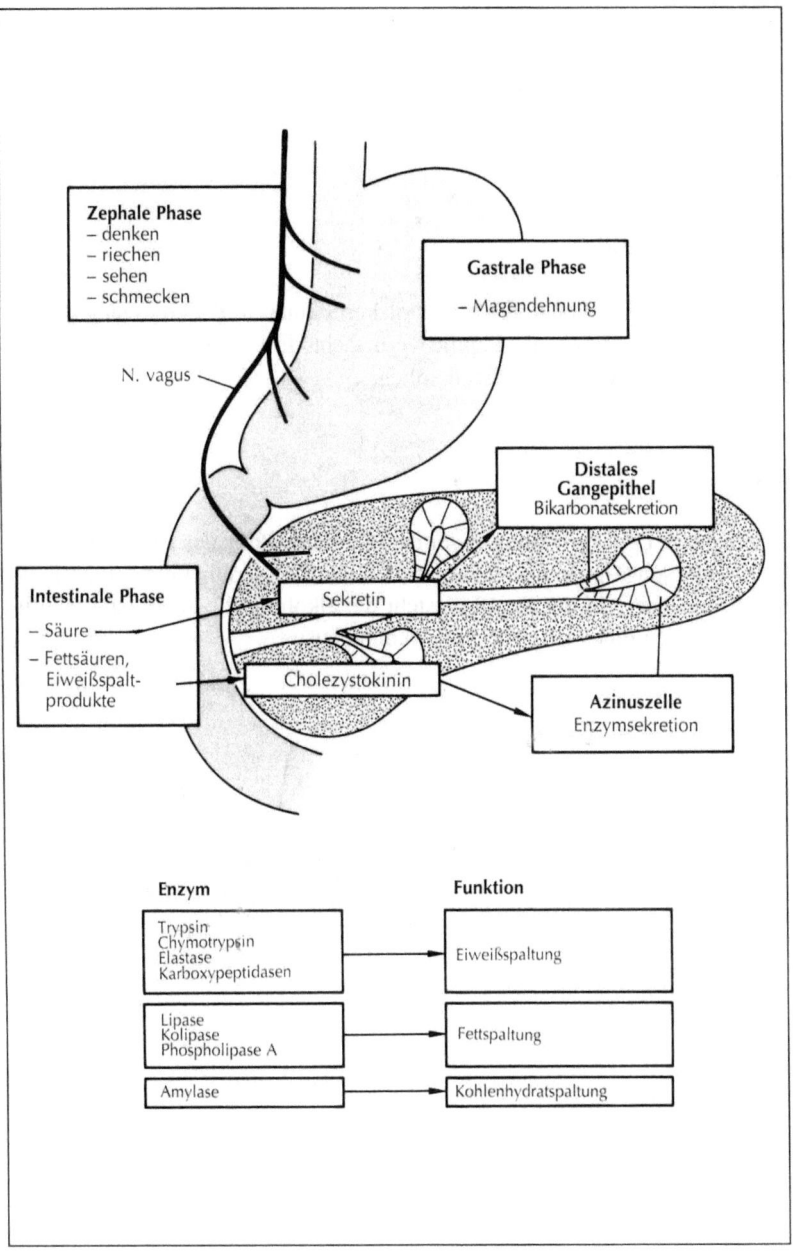

Akute Pankreatitis

Ätiologie

Biliäre Pankreatitis

Sie wird wahrscheinlich durch eine Druckerhöhung im Pankreasgangsystem bei Steinpassage durch die Papille verursacht. Ein Reflux von Galle und Duodenalsaft ist weniger wahrscheinlich.

Alkohol

Er kann durch Druckerhöhung in der Papille, Eindickung des Pankreassekrets und direkte Schädigung von Azinuszellen und Gangepithel eine akute Pankreatitis auslösen. In der Regel entsteht die alkoholische akute Pankreatitis auf dem Boden eines langjährigen Alkoholabusus.

Ätiologie

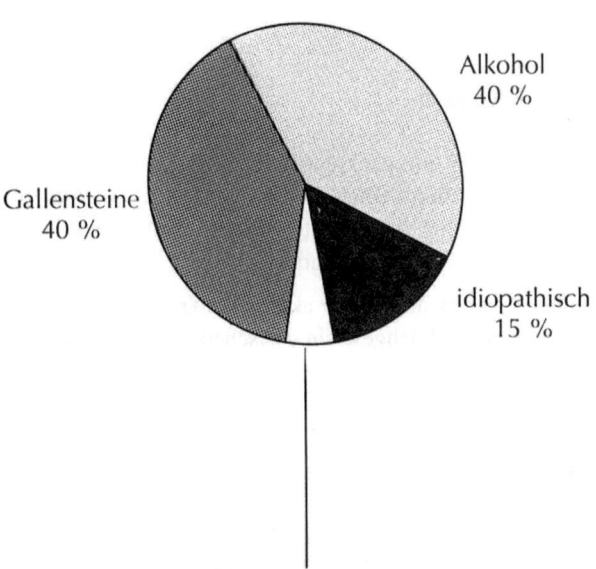

5 % seltene Ursachen

- ERCP
- postoperativ
- Abdominaltrauma
- Medikamente (z. B. Asparaginase)
- Obstruktion
  (Tumor, Pancreas divisum?)
- Infektion (z. B. Mumps)
- Stoffwechselstörungen
  (Hyperlipidämie, Hyperkalzämie)

Pathogenese

Rolle aktivierter Proteasen

Es ist kontrovers, ob die intrapankreatische Aktivierung von Trypsin Voraussetzung für die Entstehung einer akuten Pankreatitis ist. Andere Mechanismen wie Zellschädigung durch Detergenzien (Fettsäuren, Lysolecithin, freie Radikale) werden ebenfalls diskutiert.

Die systemischen Komplikationen der akuten Pankreatitis entstehen am ehesten durch ein gestörtes Gleichgewicht zwischen aktivierten Proteasen und ihren Inhibitoren.

Mechanismen der Zellschädigung

Folgende Konzepte werden favorisiert: intrazelluläre Enzymaktivierung, Erhöhung der Gangpermeabilität mit Enzymdiffusion ins Interstitium, ungerichtete Enzymsekretion ins Interstitium, Azinuszellschädigung durch Detergenzien und Ischämie.

Lokale Komplikationen

Durch die ödematöse Schwellung des Pankreas oder eine extrapankreatische Flüssigkeitsansammlung kann eine Kompression benachbarter Hohlorgane auftreten (Ductus choledochus, Duodenum, Kolon). Die Infektion der Nekrosen kann zur Sepsis führen.

Pathogenese

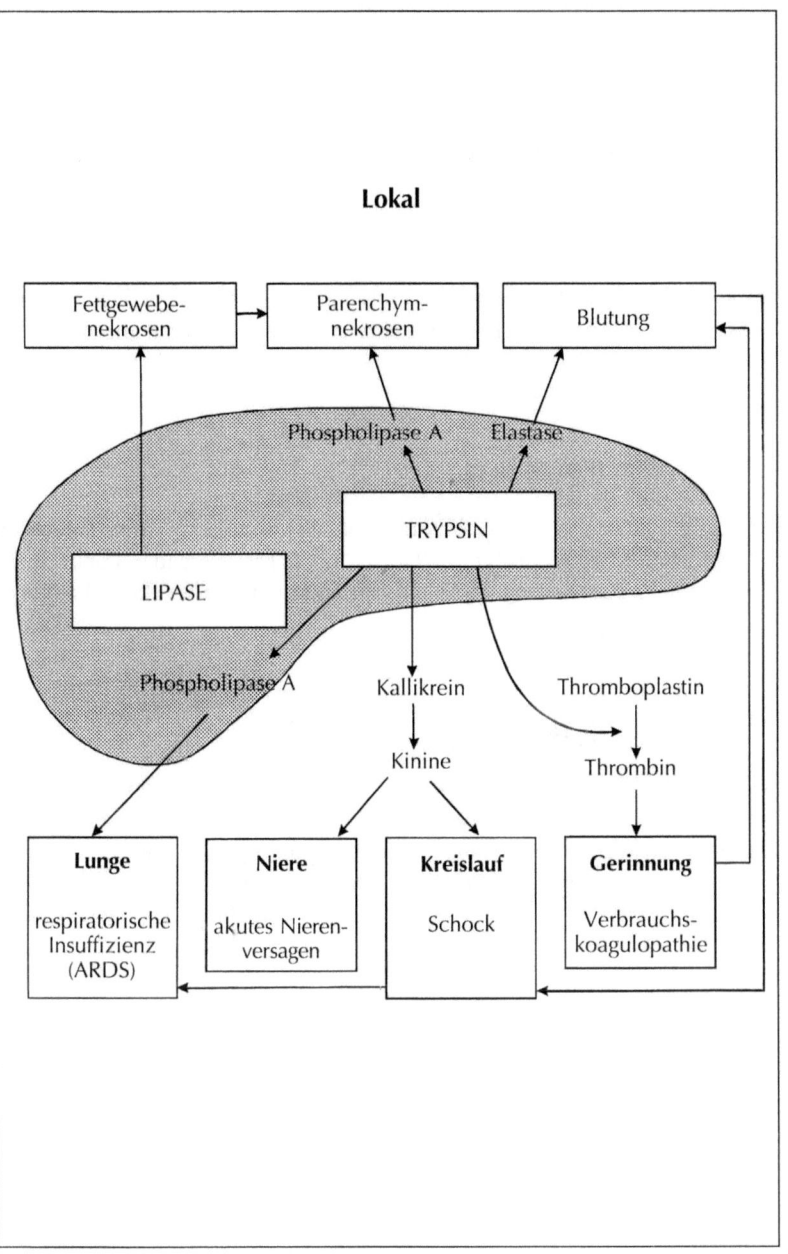

Häufigkeit und Prognose

Häufigkeit

Die akute Pankreatitis ist eine Zivilisationskrankheit. Ihre Inzidenz in den Industrienationen beträgt ca. 10:100 000 Einwohner pro Jahr. Sie steigt mit dem Alter.

Prognose

Für die Prognose ist die Ausbildung von Nekrosen und deren Infektion entscheidend. Etwa jeder fünfte Patient mit nekrotisierender Pankreatitis verstirbt an der Erkrankung. Die häufigste Todesursache bei akuter Pankreatitis ist das septische Organversagen.

Rezidive

Bei ca. einem Viertel der Patienten treten Rezidive mit einer Letalität von 1–2 % auf. Spätere morphologische und Funktionsuntersuchungen entscheiden, ob es sich um eine rezidivierende akute Pankreatitis oder den akuten Schub einer chronischen Pankreatitis gehandelt hat.

Häufigkeit und Prognose

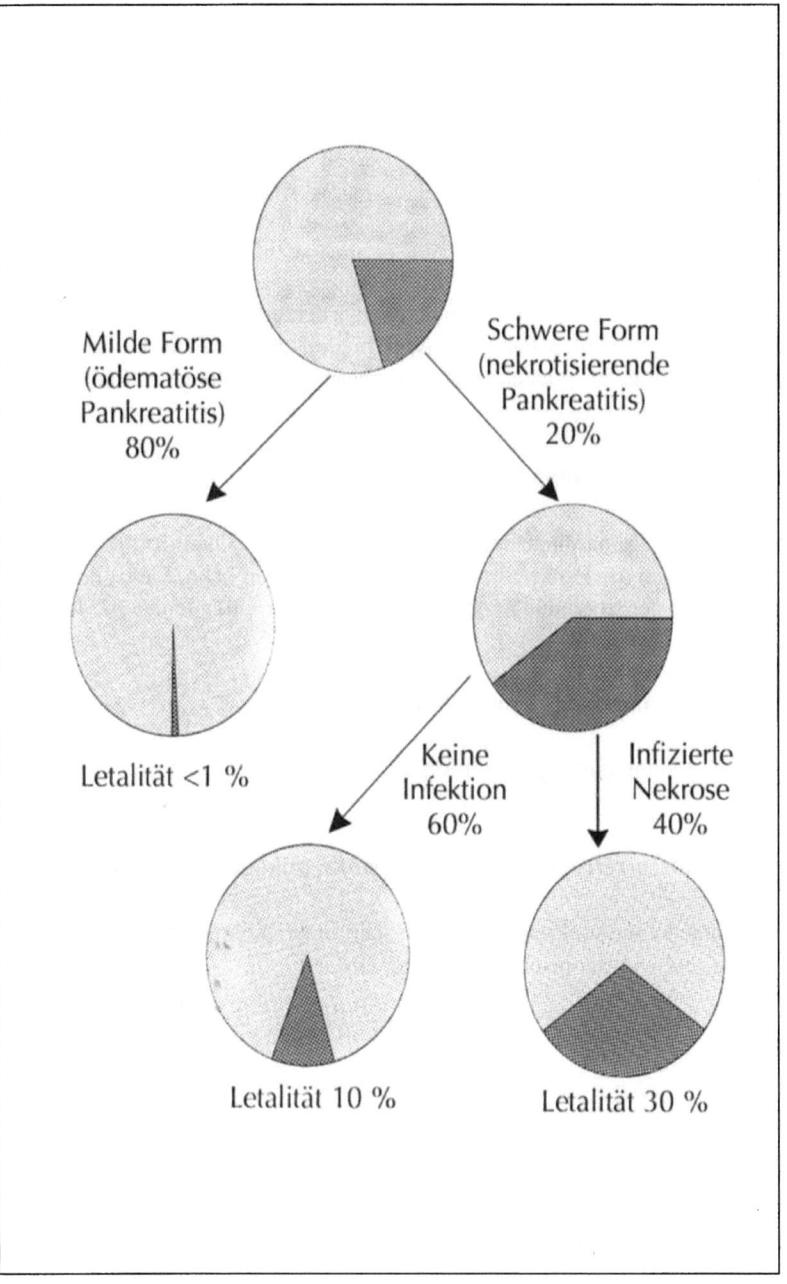

Diagnostik

Abdominelle Sonographie

Sie ist nicht invasiv und am Krankenbett jederzeit leicht wiederholbar. Bei einer schweren akuten Pankreatitis verhindert der paralytische Ileus allerdings meist eine ausreichende sonographische Darstellung des Pankreas.

Computertomographie (CT)

Sie ist für die Primärdiagnostik der akuten Pankreatitis nur erforderlich, wenn sonographisch das Pankreas nicht dargestellt werden kann. Sie ist der Sonographie bei der Erkennung peripankreatischer Komplikationen überlegen.

Magnetresonanztomographie (MRT)

Sie bringt keine zusätzlichen Informationen.

Endoskopisch-retrograde Cholangiopankreatikographie (ERCP)

Ein Choledochuskonkrement als Ursache einer biliären Pankreatitis kann erkannt und endoskopisch entfernt werden.

Diagnosestellung und Verlaufskontrolle

- Symptomatik
- klinischer Befund
- Labor
- Sonographie

Erkennung von Komplikationen

- Laboruntersuchungen
- Computertomographie

Erkennung einer biliären Ursache

- Labor
- Sonographie
- ERCP

Klärung der Ursache im Intervall

- ERCP

Symptomatik

Schmerz

Der Schmerz tritt plötzlich auf, nicht selten im Anschluß an eine reichliche Mahlzeit und/oder einen Alkoholexzeß. Er ist heftig, beginnt im Epigastrium, strahlt meist gürtelförmig in den Rücken aus, ist anfangs lokalisiert und später diffus.

Gummibauch

Bei der Entzündung retroperitonealer Organe ist das parietale Peritoneum meist nicht beteiligt, so daß es nicht zum Peritonismus kommt, sondern zu einer gummiartigen Abwehrspannung.

Grey-Turner-Zeichen, Cullen-Zeichen

Diese bräunlich-grünliche Verfärbung kommt durch eine Ausbreitung der retroperitonealen entzündlichen Infiltration bis in die Flanken bzw. Nabelregion zustande.

Sepsis

Fieber über 38,5°C, Schüttelfrost, Schock, Leukozytose über 16 000/µl, Thrombozytopenie und metabolische Azidose sind Zeichen dieser schwersten Komplikation.

Symptomatik

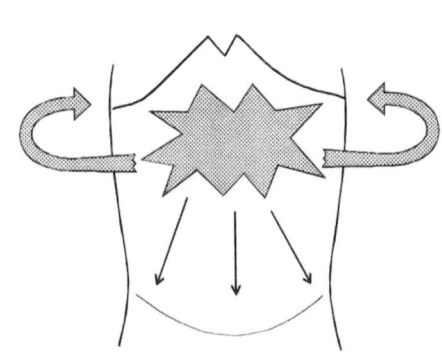

Allgemeine Symptome
- Schmerz
- Übelkeit, Erbrechen
- Tachykardie
- Fieber
- lokale Abwehrspannung (Gummibauch)

Hinweise auf schweren Verlauf
- Blutdruckabfall, evtl. Schock
- Oligo-Anurie
- Dyspnoe
- hämorrhagische Diathese
- (Prä-)Koma
- Cullen-Zeichen / Grey-Turner-Zeichen

Weitere Hinweise auf Komplikationen

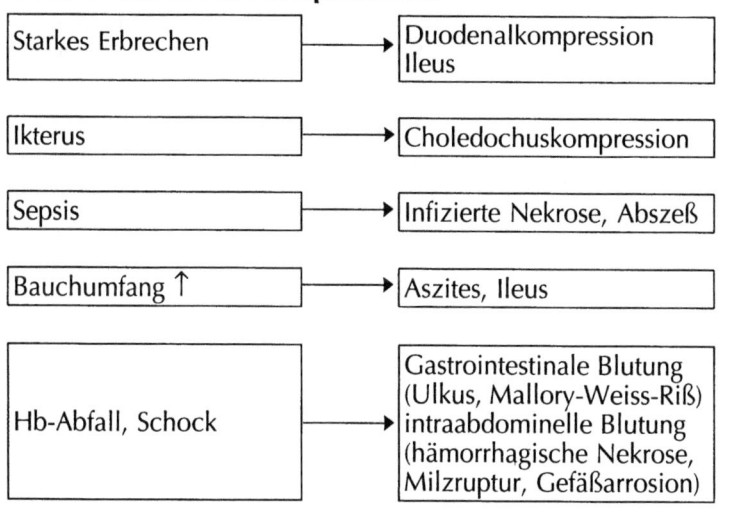

Starkes Erbrechen	Duodenalkompression, Ileus
Ikterus	Choledochuskompression
Sepsis	Infizierte Nekrose, Abszeß
Bauchumfang ↑	Aszites, Ileus
Hb-Abfall, Schock	Gastrointestinale Blutung (Ulkus, Mallory-Weiss-Riß) intraabdominelle Blutung (hämorrhagische Nekrose, Milzruptur, Gefäßarrosion)

Laboruntersuchungen

Lipase, Amylase

Erhöhungen der Lipase und Amylase kommen auch bei extrapankreatischen Erkrankungen vor (s. unten). Wegen ihrer höheren Spezifität soll bevorzugt die Lipase bestimmt werden. Sie wird glomerulär filtriert und im proximalen Tubulus vollständig rückresorbiert; sie ist daher im Urin nicht meßbar.

Hohe Enzymwerte sind nicht gleichbedeutend mit schwerem Verlauf, niedrige Werte nicht gleichbedeutend mit leichtem Verlauf der Pankreatitis.

Die Serumamylase normalisiert sich in der Regel in 4–5 Tagen, die Lipase in 6–8 Tagen.

Hauptursachen der Erhöhung von Amylase und Lipase

	Amylase		Lipase
	Serum	Urin	Serum
Pankreatitis	+	+	+
Parotitis	+	+	normal
Darmschädigung	+	+	+
Ovar-, Tubenschädigung	+	+	normal
Niereninsuffizienz	+	normal	+
Makroamylasämie[1]	+	normal	normal

[1] Aggregation mehrerer Amylasemoleküle durch Antikörper

Pankreasbezogene Diagnostik

Lipase und/oder Amylase im Serum

Komplikationen, Verlauf, Prognose

Blutbild (Leukozyten, Hämoglobin/Hämatokrit)
C-reaktives Protein (CRP)
Elektrolyte (K, Na, Ca)
Cholestaseparameter (AP, GT, Bilirubin)
Nierenfunktionswerte (Kreatinin, Harnstoff)
Gerinnungsparameter
[Thrombozyten, PI (Quick), PTT, Fibrinogen]
Blutglukose
Blutgasanalyse (pO_2, Basendefizit)
GOT, GPT, LDH, CK, Serumeiweiß

Abdominelle Sonographie

Indikation

Die Oberbauchsonographie gehört bei jedem abdominellen Beschwerdebild zur Basisdiagnostik.

Hinweise auf die Ätiologie

Beim Nachweis von Gallensteinen ist eine biliäre Pankreatitis, bei sonographischen Zeichen einer chronischen Pankreatitis (s. S. 46) eine alkoholische Genese wahrscheinlich.

Verlaufskontrolle

Bei guter Darstellbarkeit eignet sich die Sonographie zur Erkennung und Verlaufsbeobachtung von pankreatischen und extrapankreatischen Komplikationen, insbesondere Flüssigkeitsansammlungen, wie Aszites und Pseudozysten.

Probepunktion

Nekrosen und Flüssigkeitsansammlungen können zur Klärung der Frage einer Infektion sonographisch gesteuert punktiert werden.

Nachteile

Durch Darmgasüberlagerung, insbesondere bei Ileus, kann das Pankreas oft nur unzureichend beurteilt werden. Zur Unterscheidung zwischen Ödem und Nekrose ist das kontrastmittelverstärkte CT wesentlich zuverlässiger.

Abdominelle Sonographie

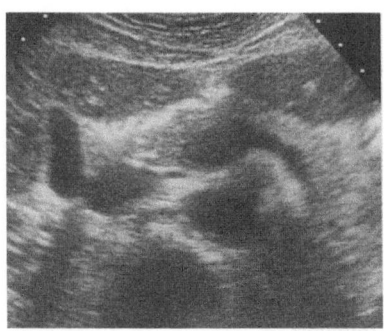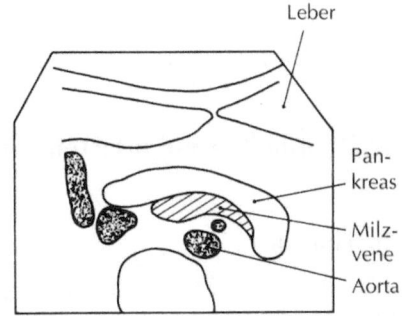

Normales Pankreas

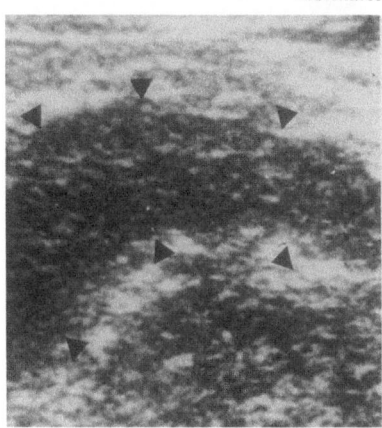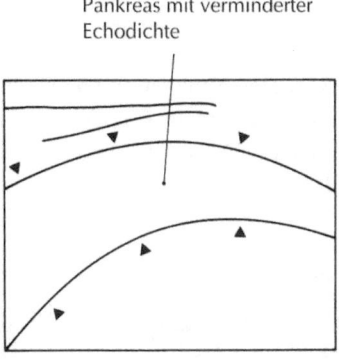

Ödematöse Pankreatitis

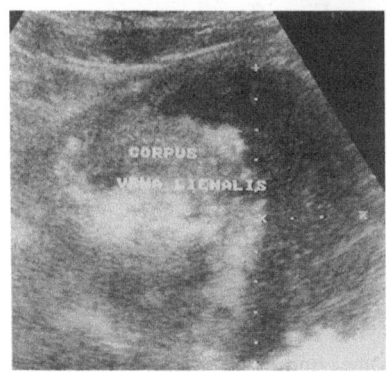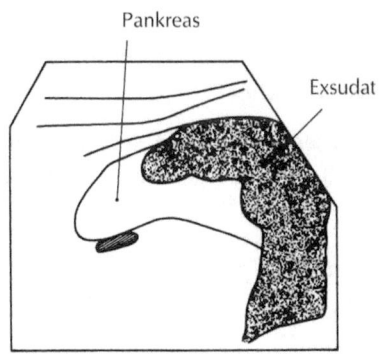

Nekrotisierende Pankreatitis

Abdominelle Computertomographie

Indikationen

Das CT ist bei Verdacht auf nekrotisierende Pankreatitis und bei unklarer Verschlechterung des klinischen Bildes indiziert.

Technik

Nach gastraler Applikation von verdünntem wasserlöslichem Kontrastmittel wird eine abdominelle CT-Untersuchung mit einer Schichtdicke von 10 mm durchgeführt. Diese wird nach i.v.-Bolusinjektion von Kontrastmittel wiederholt.

Aussage

Die Computertomographie ist die sicherste Methode zum Nachweis und Ausschluß von Pankreasnekrosen, Hämorrhagien und extrapankreatischen Flüssigkeitsansammlungen. Der Nachweis von Gas in Nekrosen und Flüssigkeitsansammlungen beweist eine Infektion. Das CT ist eine unabdingbare Voraussetzung zur Planung eines operativen Eingriffs.

Probepunktion

Nekrosen und Flüssigkeitsansammlungen können zur Klärung der Frage einer Infektion CT-gesteuert punktiert werden.

Nachteile

Das CT ist im Gegensatz zur Sonographie nicht am Bett des Patienten durchführbar, nicht beliebig oft wiederholbar und nicht überall verfügbar.

Abdominelle Computertomographie

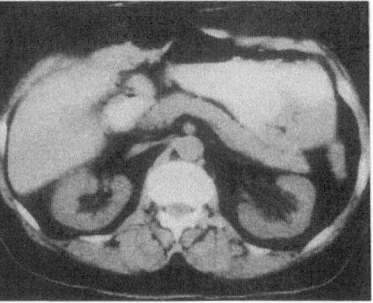 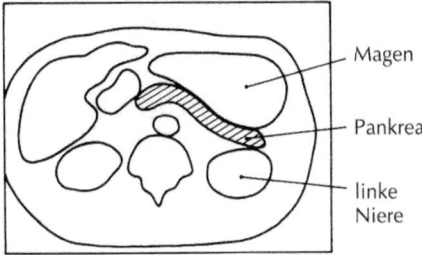

Normales Pankreas

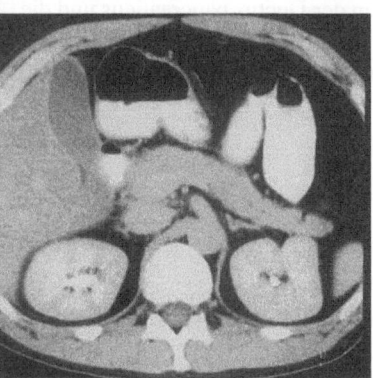 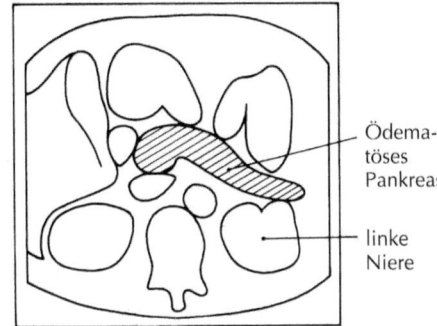

Ödematöse Pankreatitis

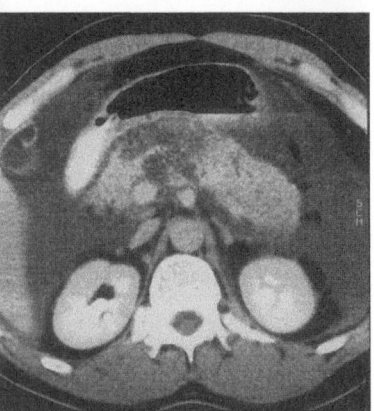 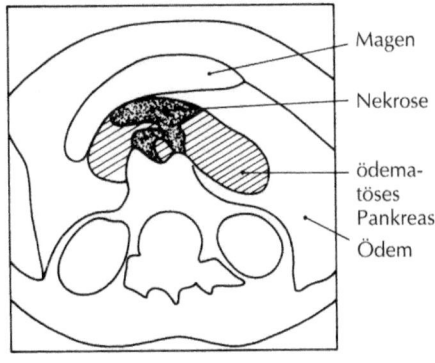

Nekrotisierende Pankreatitis

Endoskopisch-retrograde Cholangiopankreatikographie (ERCP) und endoskopische Papillotomie (EPT)

Prinzip

Mit Hilfe eines Seitblickendoskops wird die Papilla Vateri kanüliert. Nach Injektion von Röntgenkontrastmittel können der Ductus pancreaticus und die Gallenwege radiologisch dargestellt werden (ERCP). Zur Entfernung von Gallengangssteinen kann der Sphincter Oddi elektrisch durchtrennt werden (EPT).

Indikation

1. ERCP während der akuten Pankreatitis
Gesichert ist der Wert der ERC mit Papillotomie und Steinextraktion bei schwerer biliärer Pankreatitis.

2. ERCP im Intervall
Sie dient der Erkennung von Ursachen der Pankreatitis, z. B. Tumoren oder Pancreas divisum, oder einer chronischen Pankreatitis.

Nachteile

Die ERCP ist ein invasives Verfahren und bedarf insbesondere während der akuten Pankreatitis besonderer Geschicklichkeit und Erfahrung des Untersuchers.

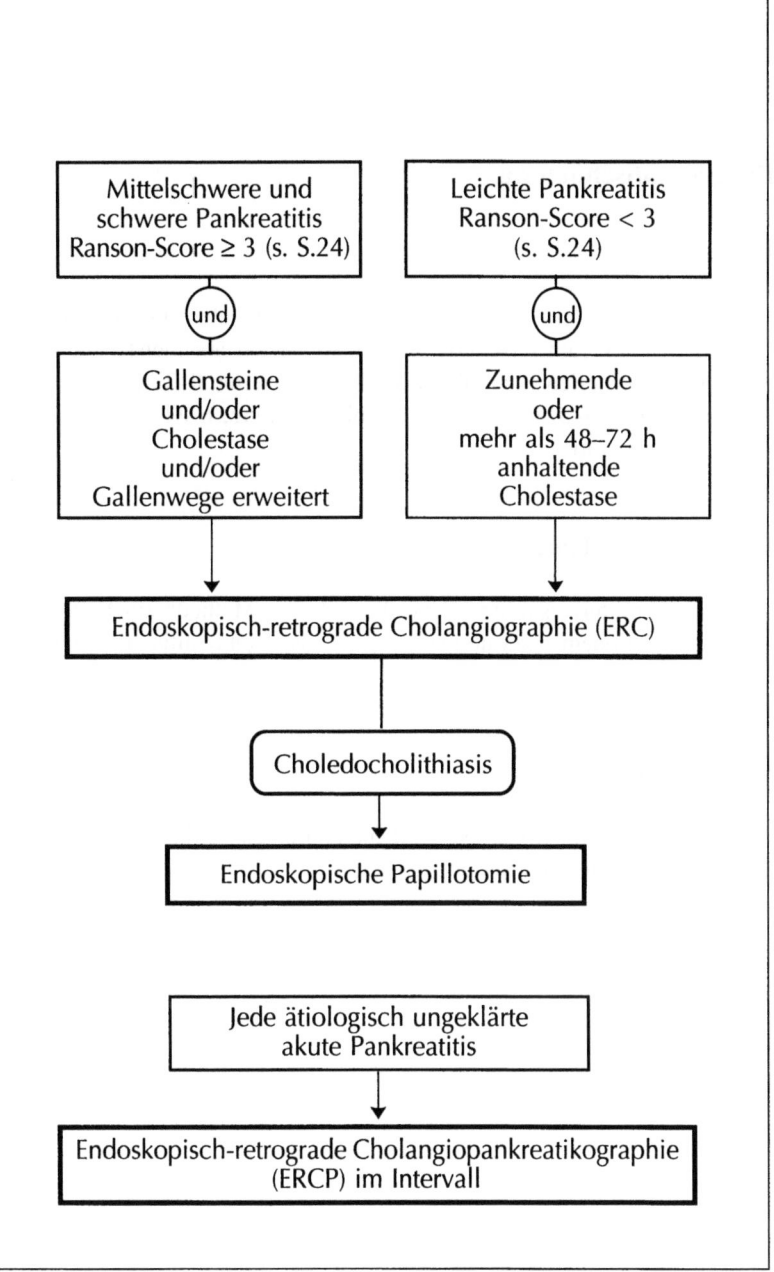

Prognoseabschätzung

Ranson-Score

Von den verschiedenen Scoring-Systemen zur Abschätzung der Prognose der akuten Pankreatitis ist dasjenige nach Ranson am meisten verbreitet. Jedes der 11 Kriterien wird mit einem Punkt bewertet. 0–2 Punkte sprechen für eine leichte, 3–5 Punkte für eine mittelschwere, 6–11 Punkte für eine schwere Pankreatitis.

Bildgebende Verfahren

Das kontrastmittelverstärkte CT ist die sicherste Methode zur Differenzierung zwischen ödematöser und nekrotisierender Pankreatitis. Sie trägt damit wesentlich zur Prognoseabschätzung bei.

Serumnekrosemarker

Die Entwicklung einer Nekrose wird auch durch eine Erhöhung des C-reaktiven Proteins (CRP) im Serum angezeigt.

Ranson-Kriterien

Bei Aufnahme	Nach 48 h
Alter > 55 Jahre Leukozyten > 16000 /µl Blutglukose > 250 mg% LDH > 250 U/l GOT > 30 U/l	Hämatokritabfall > 10 % Kreatinin > 250 mmol/l Kalzium < 2 mmol/l pO_2 < 60 mm Hg Basendefizit > 4 mmol/l Flüssigkeitsbedarf > 6 l/48 h

Kontrastmittelverstärkte Computertomographie

Nekrosen

Serumnekrosemarker

Massiver Anstieg des CRP

Therapie

Therapieziele

Sie bestehen in der Schmerzbefreiung und der Vermeidung bzw. Beseitigung von Komplikationen.

Konservative Therapie

Sie ist rein symptomatisch. Es gibt keine kausale konservative Therapie der akuten Pankreatitis. Alle Versuche, durch Hemmung der Pankreassekretion (Atropin, Glukagon, Calcitonin, Somatostatin) oder durch Proteaseninhibition (Aprotinin, Gabexat-Mesilat) den Verlauf der Erkrankung zu beeinflussen, sind fehlgeschlagen.

Chirurgie

Eine operative Therapie kommt nur bei nekrotisierender Pankreatitis in Betracht.

Biliäre Pankreatitis

Bei Steinnachweis im Ductus choledochus ist eine endoskopische Papillotomie mit Steinextraktion angezeigt (s. S. 50). Die steinhaltige Gallenblase wird nach Abklingen der akuten Symptomatik noch während desselben stationären Aufenthalts durch offene oder laparoskopische Cholezystektomie entfernt.

Schmerztherapie

- Analgetika

Unterstützung bzw. Ersatz von Organfunktionen

- intensivmedizinische Therapie

Entfernung toxischen und infizierten Materials

- Nekrosektomie
- Spülung

Beseitigung der Ursache

- Entfernung von Gallensteinen

Konservative Therapie

Volumensubstitution

Die initiale Substitution beträgt 3 l/Tag, bei erhöhtem Verlust durch peripankreatisches Ödem, Aszites oder Pleuraerguß unter Umständen erheblich mehr. Bei schwerem Verlauf mit niedrigem Serumeiweiß ist die Gabe von Albumin angezeigt.

Parenterale Ernährung

Sie ist bei schwerem Krankheitsbild, bei Komplikationen (z. B. Abszessen) und vor einem geplanten chirurgischen Eingriff indiziert. Sie sollte auch bei leichteren Fällen dann erfolgen, wenn eine orale Ernährung über mehr als 5–7 Tage nicht möglich ist.

Keimspektrum

Bei infizierter Pankreasnekrose finden sich in 70 % gramnegative Keime, in erster Linie E. coli. Die empirisch eingesetzten Antibiotika müssen dem Rechnung tragen.

Basistherapie

- Schmerztherapie
  - Procainhydrochlorid[1]
  - zentral wirksame Analgetika ohne Druckerhöhung im Sphincter Oddi[2]
  - Periduralanästhesie
- Volumenersatz

Bei Bedarf

- Korrektur des Säure-Basen-Haushalts
- Katecholamine bei Hypotonie trotz Volumentherapie
- Insulin bei Hyperglykämie > 250 mg%
- O_2 über Nasensonde bei pO_2 < 70 mm Hg
- kontrollierte Beatmung bei pO_2 < 50 mm Hg
- Hämodialyse bei akutem Nierenversagen
- Frischplasma bei Gerinnungsstörung
- parenterale Ernährung

Antibiotika bei nekrotisierender Pankreatitis

- Wenn möglich nach Antibiogramm (Feinnadelpunktion, Blutkultur)
- sonst empirische Therapie
  - Ureidopenicillin + Metronidazol
  - Cephalosporin III + Metronidazol
  - Chinolon + Metronidazol
  - Imipenem

---

[1] 2 g/24 h als Infusion
[2] z. B. Buprenorphin bis 8 x 0,3 mg i.v. oder s.c.
Pentazocin bis 8 x 30 mg i.v. oder s.c.;
Pethidin bis 8 x 50 mg/Tag i.v. oder s.c.

Chirurgische Therapie

Indikation

Die chirurgische Therapie der nekrotisierenden Pankreatitis ist bei fortbestehendem Organversagen (Lunge, Niere, Kreislauf) trotz adäquater konservativer Therapie sowie infizierten Nekrosen angezeigt.

Ziele

Vasoaktive und toxische Mediatoren aus Nekrose, entzündlichen Exsudaten und infizierten Arealen sollen entfernt werden. Intaktes Pankreasgewebe soll erhalten bleiben.

Prinzip

Der schonenden Entfernung der Nekrosen wird eine Spültherapie des Retroperitoneums über mindestens 3 Wochen angeschlossen.

Ob die Spültherapie offen oder geschlossen erfolgt, ist in der Hand eines erfahrenen Chirurgen nicht entscheidend.

Retroperitoneale Nekrosestraßen

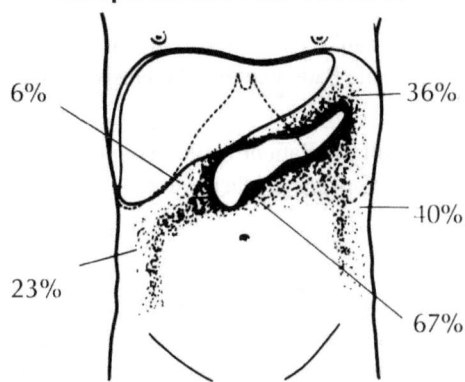

6%
36%
40%
23%
67%

Chirurgische Therapie

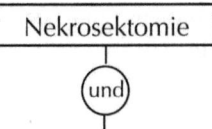

| Nekrosektomie |

und

geschlossene Lavage über doppelläufige Drainagen

oder

geplante Relaparotomie nach ca. 24 h

oder

„offenes Abdomen" (open packing)
mit zunächst täglicher Revision

Praktisches Vorgehen

Jeder Patient mit akuter Pankreatitis muß stationär aufgenommen werden. Nach Möglichkeit sollen alle Patienten initial intensivmedizinisch überwacht werden.

Bei schwerem Verlauf soll der Patient täglich von jeweils demselben Internisten und Chirurgen gemeinsam gesehen werden.

Verlaufskontrollen

Bei schwerer Pankreatitis werden täglich Kontrollen der Laborwerte und des Sonographiebefundes vorgenommen (s. S. 17 und 19). CT-Kontrollen werden bei klinischer Verschlechterung und zur Operationsplanung durchgeführt.

Therapiedauer

Die Basistherapie wird bis zur deutlichen klinischen Besserung fortgesetzt (Schmerzfreiheit, Normalisierung der Körpertemperatur und des Abdominalbefundes). Bei unkompliziertem Verlauf erfolgt ein Kostaufbau ab dem 3.–5. Tag unabhängig von der Normalisierung der Serumenzyme. Die Kost ist zunächst arm an Fett und Eiweiß.

Abschließende Untersuchungen

Vor der Entlassung werden eine sonographische Untersuchung (Pseudozysten?), bei unklarer Ätiologie der Pankreatitis eine ERCP (chronische Pankreatitis? Obstruktion?) und evtl. weitere Untersuchungen zum Ausschluß seltener Ursachen (s. S. 7) durchgeführt.

Nachsorge

In der Regel haben sich exokrine und endokrine Funktionen 3 Monate nach der Pankreatitis normalisiert, andernfalls besteht Verdacht auf chronische Pankreatitis.

Praktisches Vorgehen

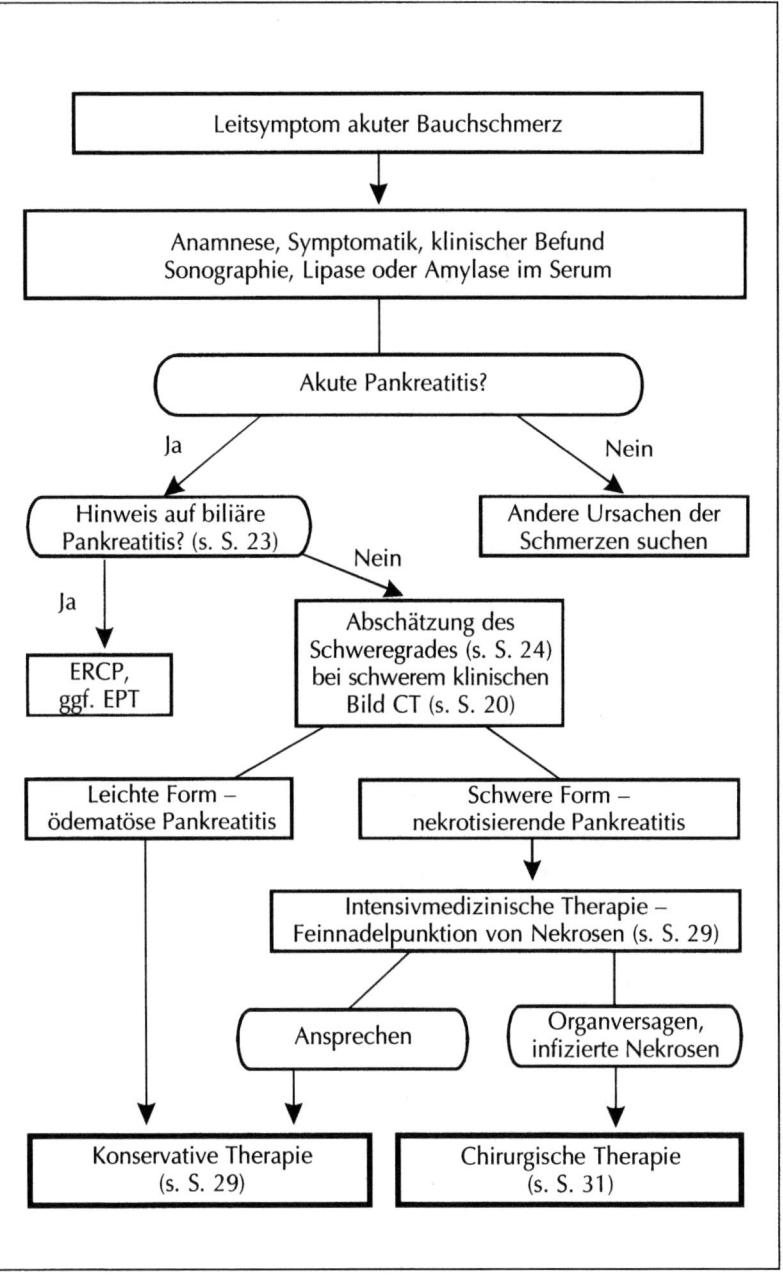

Chronische Pankreatitis

Ätiologie und Pathogenese

Alkoholinduzierte chronische Pankreatitis

Sie ist in den Industrieländern die häufigste Form. Sie tritt meist erst nach einem Alkoholkonsum von > 80 g/Tag bei Männern und > 40 g/Tag bei Frauen über mehr als 10 Jahre auf. Es gibt jedoch weder eine Schwellenzeit noch eine Schwellendosis. Die Art des Getränks (Bier, Wein etc.) spielt keine Rolle.

„Chronische Pankreatitis der Tropen"

Sie ist die häufigste Form in den Entwicklungsländern. Als Ursache werden mangelnde Zufuhr von Eiweiß und Spurenelementen in Kombination mit Toxinen angenommen.

Lithostatin

Dieses vom Pankreas sezernierte Protein hält das Kalzium des metastabilen Pankreassekrets in Lösung. Als Ursache für die Proteinpräzipitatbildung wird ein Mangel an Lithostatin diskutiert.

Schmerzen

Die Ursache der Schmerzen bei chronischer Pankreatitis ist unklar. Diskutiert werden ein erhöhter Druck im Pankreasgangsystem, Kapselspannung und eine perineurale Entzündung.

Ätiologie und Pathogenese

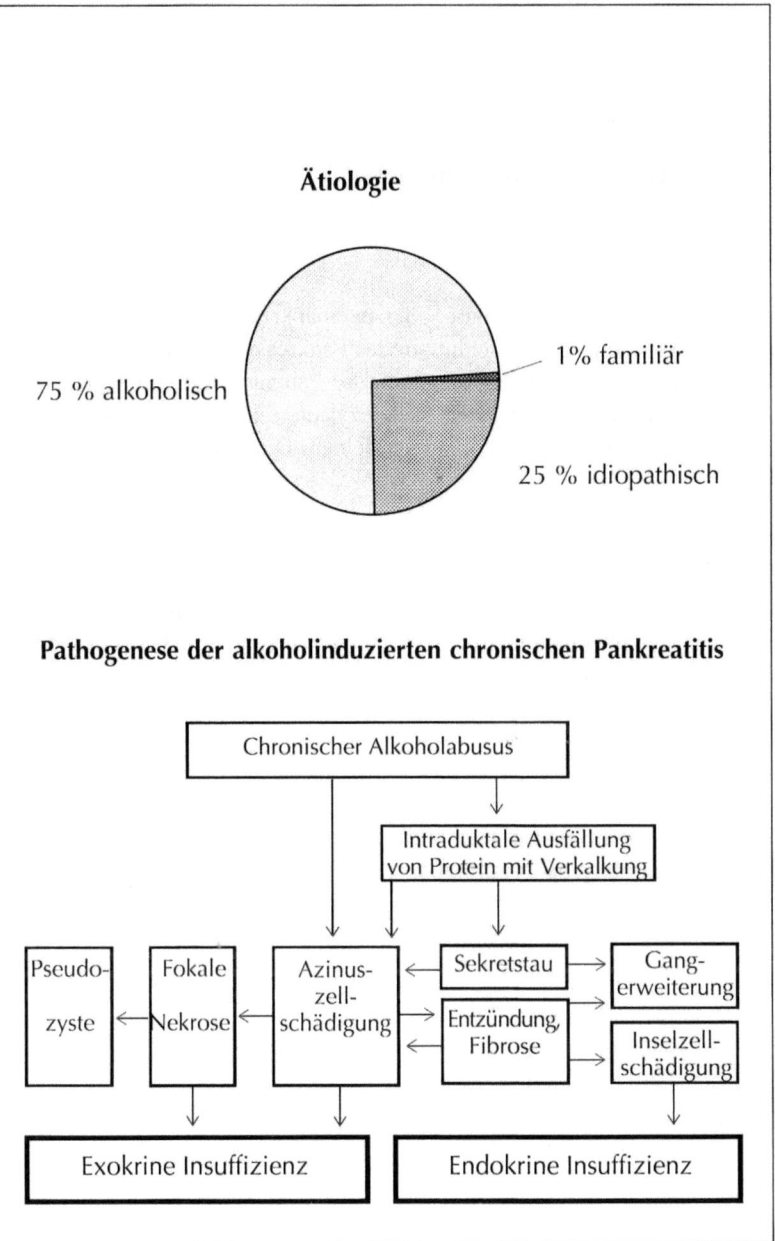

Pathogenese der Komplikationen

Pseudozysten

Es handelt sich um einen intra- oder parapankreatischen Hohlraum ohne Epithelauskleidung, der Anschluß an das Pankreasgangsystem haben kann. Pseudozysten finden sich bei 30–50 % der Patienten mit chronischer Pankreatitis. In der Regel führen nur Pseudozysten > 5 cm zu Komplikationen. Pseudozysten können sich spontan verkleinern oder ganz zurückbilden.

Peptisches Ulkus

Peptische Ulzera scheinen bei chronischer Pankreatitis gehäuft aufzutreten. Dies ließe sich über eine relative Hypersekretion von Säure bei verminderter Bikarbonatsekretion durch das Pankreas erklären.

Malignome

Pankreaskarzinome und extrapankreatische Malignome sollen bei chronischer Pankreatitis gehäuft auftreten.

Pathogenese der Komplikationen

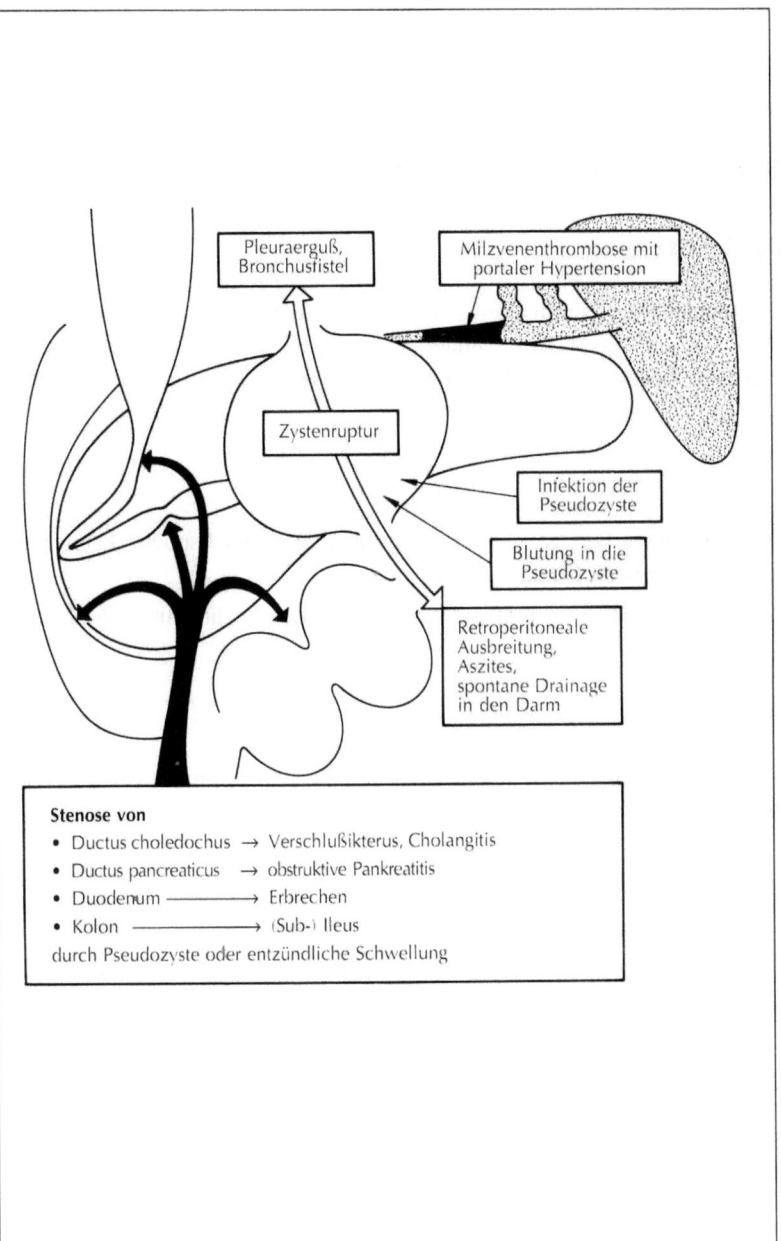

Häufigkeit, Verlauf und Prognose

Häufigkeit

Die Inzidenz der chronischen Pankreatitis in den Industrienationen beträgt etwa 3–4 auf 100 000 Einwohner pro Jahr. Sie scheint zuzunehmen. Die Prävalenz liegt zwischen 25 und 30 pro 100 000 erwachsene Einwohner.

Verlauf

Der Schmerzverlauf ist nicht voraussehbar. Alkoholabstinenz kann einen schmerzlindernden Effekt haben.
Schmerzabnahme, exo- und endokrine Insuffizienz gehen nicht parallel.

Soziale Folgen

Innerhalb von 10 Jahren werden 25 % der Patienten berentet, in der Hälfte der Fälle ist dies auf die Pankreatitis selbst zurückzuführen.

Prognose

Die wenigsten Patienten versterben an der chronischen Pankreatitis selbst. Haupttodesursachen sind Herz-Kreislauf-Erkrankungen und Malignome.

Häufigkeit, Verlauf und Prognose

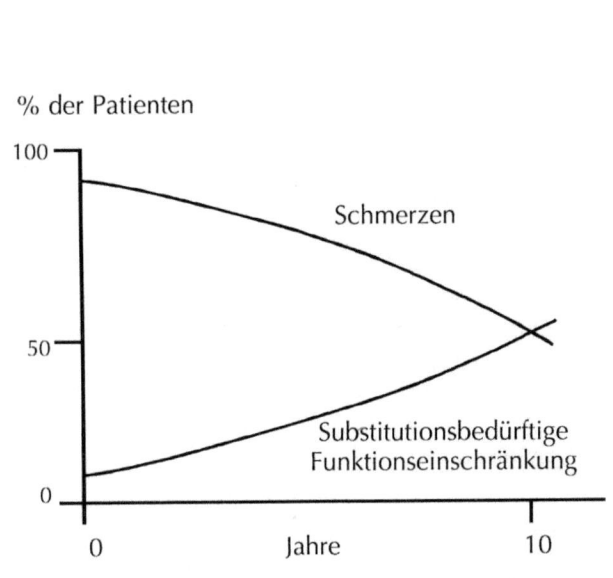

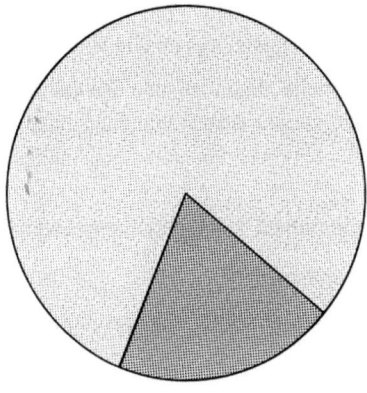

Letalität

20 % über 10 Jahre

Diagnostik

Funktionsuntersuchungen

Die morphologischen Veränderungen und die Funktionseinschränkung gehen nicht parallel. Deshalb sollen zur Diagnostik der chronischen Pankreatitis und ihrer Komplikationen bildgebende Verfahren und Funktionsuntersuchungen herangezogen werden.

Bildgebende Verfahren

Am wichtigsten sind Sonographie, ERCP und CT.

Wenn die Pankreaszielaufnahme Pankreasverkalkungen zeigt, ist die Diagnose „chronische Pankreatitis" praktisch sicher. Die Untersuchung hat eine Sensitivität von 30 %.

Folgende Untersuchungsmethoden haben eine *geringe* diagnostische Bedeutung:

Kontrastmitteluntersuchungen des oberen Gastrointestinaltrakts

Sie haben keine wesentliche diagnostische Bedeutung. Bei Verdacht auf Duodenalstenose werden sie vor operativen Eingriffen durchgeführt.

Angiographie

Sie ist bei Gefäßkomplikationen zur Operationsplanung indiziert.

Magnetresonanztomographie (MRT)

Sie bringt im Vergleich zur Sonographie und zum CT keine zusätzlichen Informationen.

Diagnostik

Morphologische Untersuchungen

- Sonographie
- endoskopisch-retrograde Cholangiopankreatikographie (ERCP)
- Computertomographie
- Pankreaszielaufnahme

Funktionsuntersuchungen

- indirekte Pankreasfunktionstests
- direkte Pankreasfunktionstests
- quantitative Stuhlfettbestimmung
- oraler Glukosetoleranztest

Symptomatik

Schmerz

Der Schmerz verläuft meist undulierend oder in Schüben und kann die Lebensqualität über Jahre entscheidend verschlechtern.

Hauptlokalisation ist der mittlere und linke Oberbauch, eine Ausstrahlung in den Rücken ist häufig. Schmerzschübe können durch Alkoholabusus und/oder fettreiche und große Mahlzeiten ausgelöst werden.

Nur 5–10 % der chronischen Pankreatitiden verlaufen primär schmerzlos.

Diarrhoe, Steatorrhoe

Die reduzierte oder fehlende Enzymsekretion führt zur mangelhaften Spaltung der Nahrungsbestandteile. Dadurch entsteht eine osmotische Diarrhoe, die bei hohem Fettanteil als Steatorrhoe bezeichnet wird.

Meteorismus, Flatulenz

In das Kolon gelangende Nahrungsbestandteile werden bakteriell metabolisiert. Dabei entsteht Gas. Meteorismus und Flatulenz können im Verlauf der chronischen Pankreatitis der Diarrhoe vorangehen.

Gewichtsabnahme

Sie entsteht durch exokrine Insuffizienz oder durch verminderte Nahrungszufuhr aus Angst vor Schmerzen.

Ikterus

Er kann infolge Choledochusstenose bei akutem Schub einer chronischen Pankreatitis auftreten. Nach Abklingen der Entzündung kann er sich spontan zurückbilden.

Symptomatik

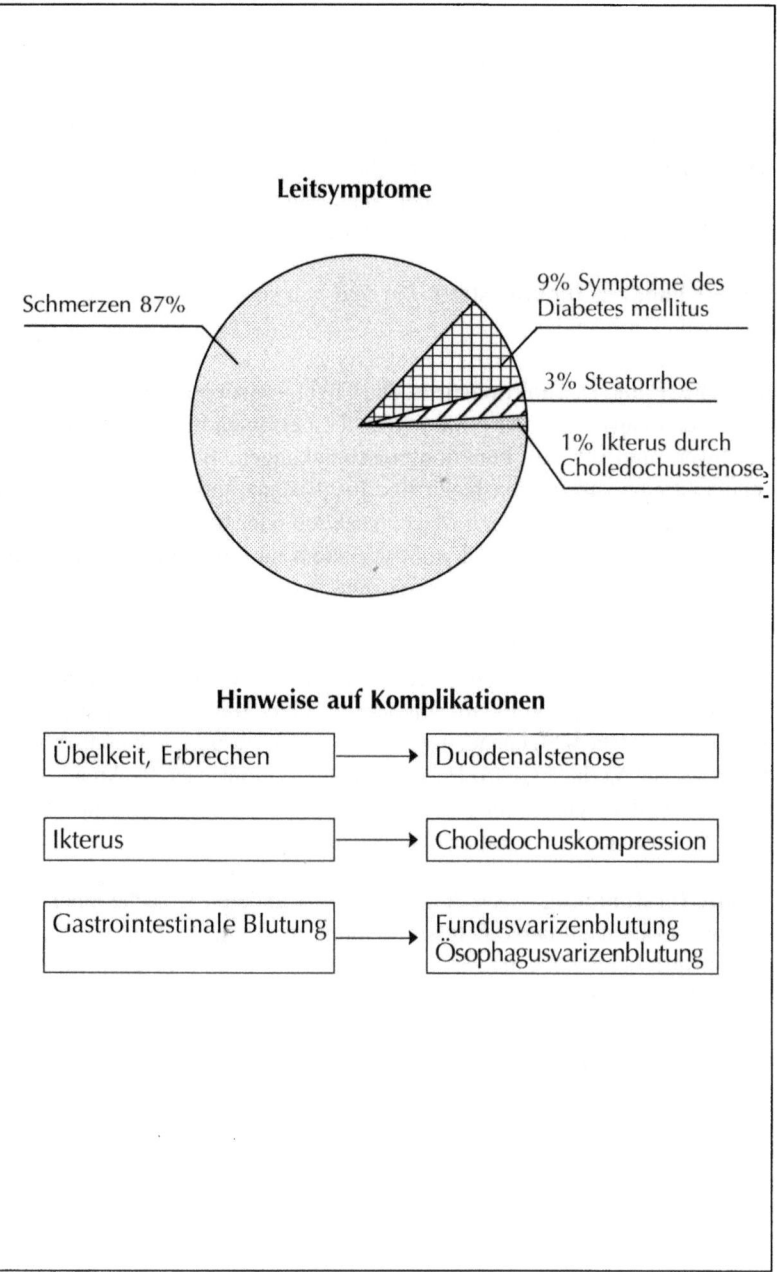

Leitsymptome

- Schmerzen 87%
- 9% Symptome des Diabetes mellitus
- 3% Steatorrhoe
- 1% Ikterus durch Choledochusstenose

Hinweise auf Komplikationen

Übelkeit, Erbrechen	→ Duodenalstenose
Ikterus	→ Choledochuskompression
Gastrointestinale Blutung	→ Fundusvarizenblutung, Ösophagusvarizenblutung

Laboruntersuchungen und Funktionstests

Laborwerte. Die Labordiagnostik bei akutem Schub einer chronischen Pankreatitis entspricht derjenigen bei akuter Pankreatitis (s. S. 17). Normale Serumenzyme schließen eine chronische Pankreatitis nicht aus. Erhöhte Serumenzyme beweisen keinen akuten Schub und können auch bei asymptomatischen Patienten auf Pseudozysten hinweisen.

Direkte Pankreasfunktionstests. Sie sind sehr sensitiv und spezifisch, aber invasiv und aufwendig.

Indirekte Pankreasfunktionstests. Die Chymotrypsinbestimmung im Stuhl, der Pancreolauryl- und der NBT-PABA-Test erfassen in der Regel nur mittelschwere und schwere Funktionseinschränkungen. Bei normalem Testergebnis ist eine substitutionsbedürftige Insuffizienz ausgeschlossen. Falschpositive Tests sind z. B. nach Magenresektion oder bei intestinaler Resorptionsstörung möglich. Die Chymotrypsinkonzentration im Stuhl kann bei allen Formen der Diarrhoe erniedrigt sein.

Indikation. Zur Abklärung von unklaren Diarrhoen oder Steatorrhoe soll einer der indirekten Tests eingesetzt werden. Bei Verdacht auf chronische Pankreatitis mit Leitsymptom Schmerz ist eine direkte Funktionsprüfung indiziert, wenn die bildgebenden Verfahren negativ waren. Fakultativ können die Tests zur Verlaufskontrolle bei bekannter chronischer Pankreatitis und nach akuter Pankreatitis zur Klärung der Differentialdiagnose akuter Schub einer chronischen Pankreatitis eingesetzt werden.

Stuhlfettbestimmung. Nach Ausschluß einer anderen Ursache einer Steatorrhoe ist die quantitative Fettausscheidung im Stuhl ein Maß für die exokrine Insuffizienz. Sie kann zur Kontrolle einer ausreichenden Enzymsubstitution eingesetzt werden.

Glukosestoffwechsel. Zur Diagnose der endokrinen Insuffizienz reicht die Bestimmung des Glukosespiegels nüchtern und postprandial aus.

Präoperative Funktionsprüfung. Für die Entscheidung zwischen Resektion und Drainage ist eine Überprüfung der endokrinen und exokrinen Funktion hilfreich. Bei bereits stark eingeschränkter Funktion ist besonders parenchymsparendes Operieren nicht sinnvoll.

Laboruntersuchungen und Funktionstests

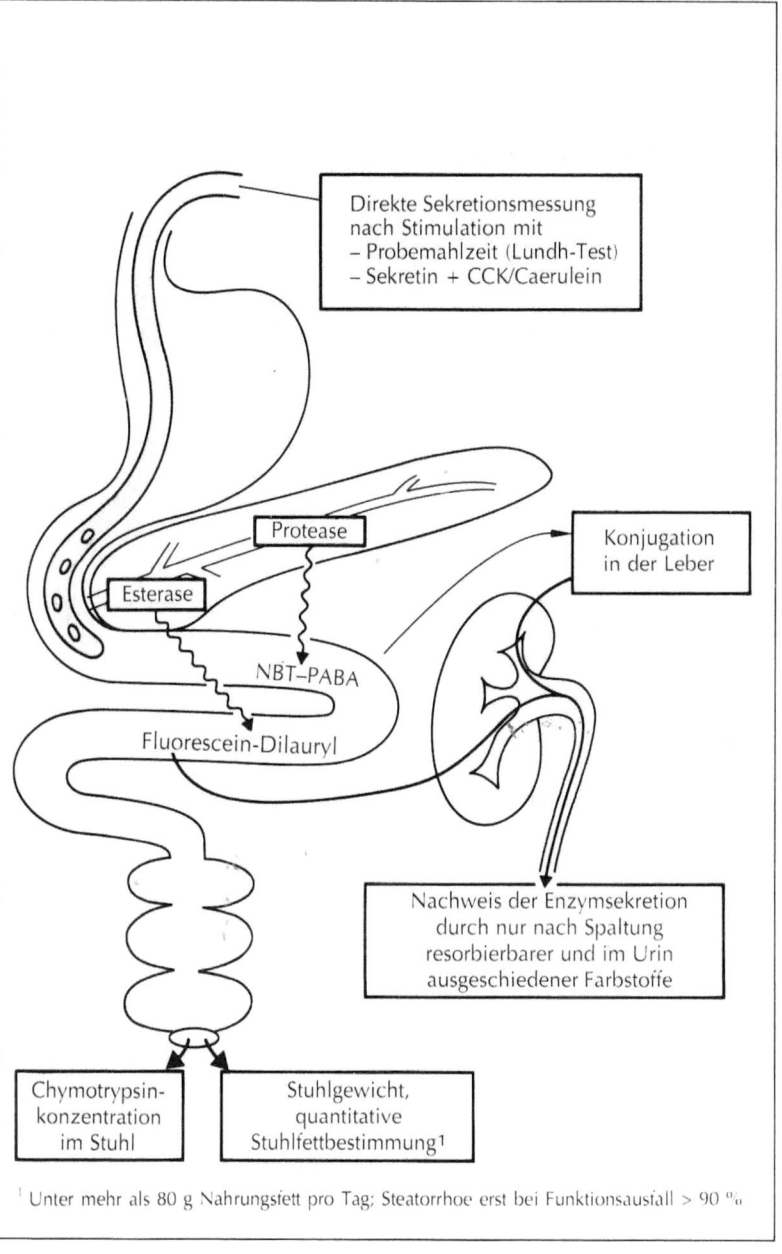

Direkte Sekretionsmessung nach Stimulation mit
– Probemahlzeit (Lundh-Test)
– Sekretin + CCK/Caerulein

Protease

Konjugation in der Leber

Esterase

NBT–PABA

Fluorescein-Dilauryl

Nachweis der Enzymsekretion durch nur nach Spaltung resorbierbarer und im Urin ausgeschiedener Farbstoffe

Chymotrypsinkonzentration im Stuhl

Stuhlgewicht, quantitative Stuhlfettbestimmung[1]

[1] Unter mehr als 80 g Nahrungsfett pro Tag; Steatorrhoe erst bei Funktionsausfall > 90 %

Abdominelle Sonographie

Befunde

Pathognomonische Befunde sind Pankreasgangerweiterungen, Pseudozysten, Kalzifikationen und isolierte oder diffuse Größenveränderungen des Pankreas.

Darüber hinaus sind extrapankreatische Komplikationen, wie Erweiterung der Gallenwege, portale oder lienale Hypertension und Aszites, darstellbar.

Indikation

Die abdominelle Sonographie gehört zur Basisdiagnostik bei Verdacht auf chronische Pankreatitis.

Wertigkeit

Frühstadien der Erkrankung sind meist nicht zu diagnostizieren.

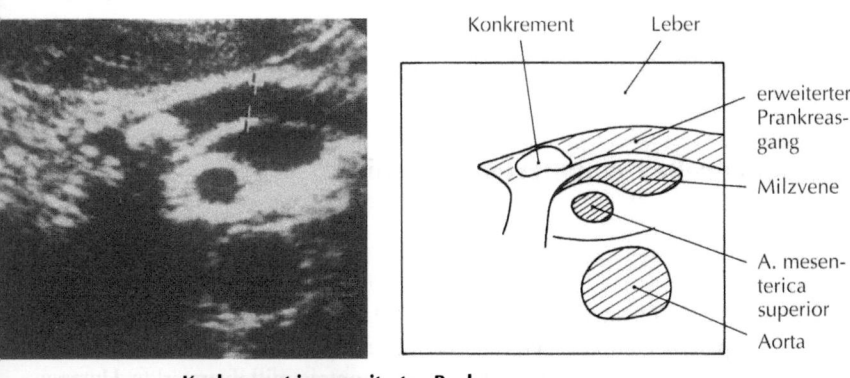
Konkrement im erweiterten Pankreasgang

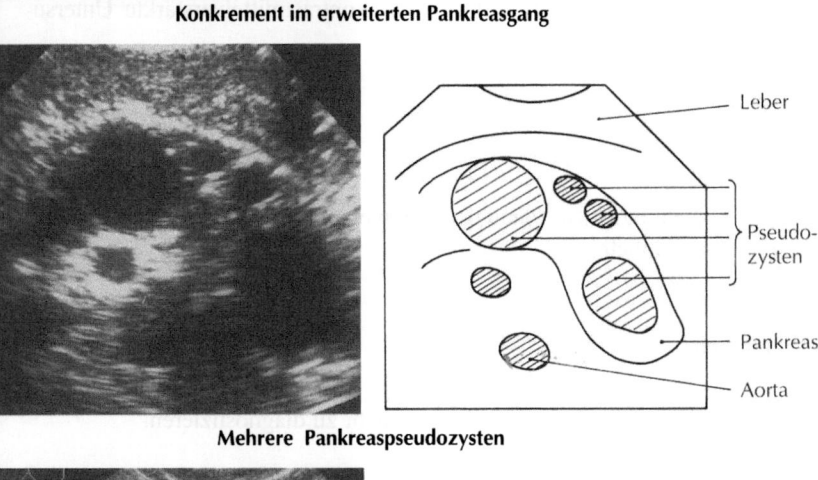
Mehrere Pankreaspseudozysten

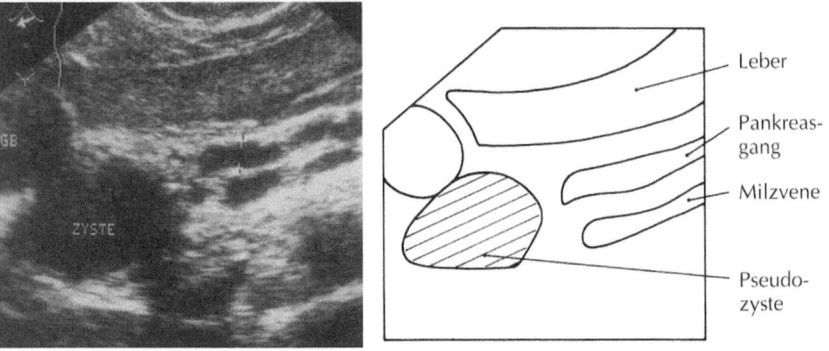
Pankreaskopfzyste mit gestautem Pankreasgang

Abdominelle Computertomographie

Befunde

Sie unterscheiden sich nicht von denen bei der Sonographie. Das CT ist der Sonographie bei chronischer Pankreatitis nicht entscheidend überlegen. Wie bei der akuten Pankreatitis sollte sie als kontrastmittelverstärkte Untersuchung durchgeführt werden (s. S. 20).

Indikation

Die Untersuchung ist zur Planung operativer Verfahren bei chronischer Pankreatitis unerläßlich.

Wertigkeit

Frühstadien der Erkrankung sind meist nicht zu diagnostizieren.

Abdominelle Computertomographie

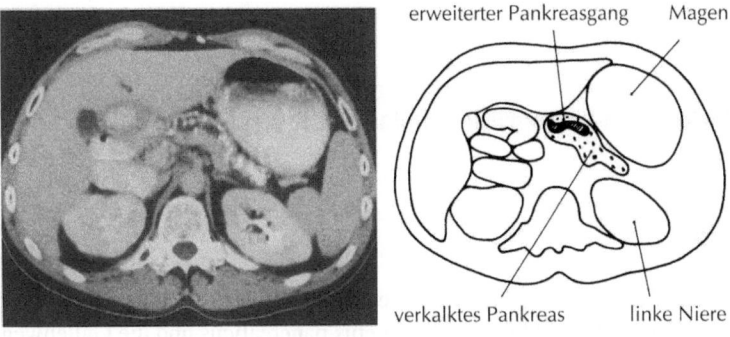

Kalzifizierende Pankreatitis mit erweitertem Pankreasgang

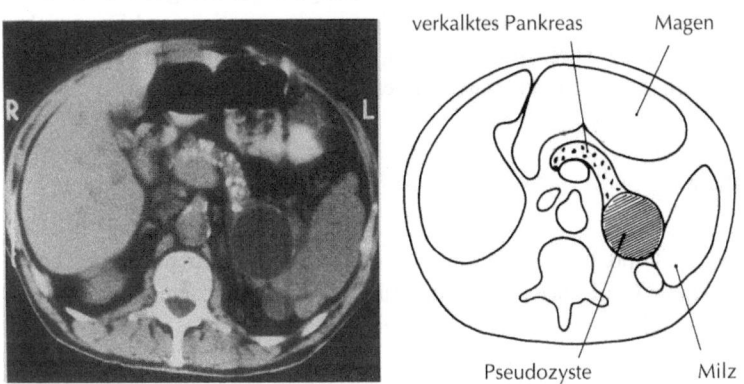

Kalzifizierende Pankreatitis mit Zyste im Pankreasschwanz

Endoskopisch-retrograde Cholangiopankreatikographie (ERCP)

Prinzip

Durch ein Seitblickendoskop wird die Papilla Vateri kanüliert. Nach Injektion von Kontrastmittel können der Ductus pancreaticus und die Gallenwege radiologisch dargestellt werden.

Befunde

Die ERCP erlaubt die Darstellung von Gangunregelmäßigkeiten, Konkrementen, Stenosen und Anomalien des Ductus pancreaticus und Ductus choledochus. Auch Pankreaspseudozysten, die mit dem Gangsystem in Verbindung stehen, können präoperativ dargestellt werden.

Indikation

Die ERCP ist indiziert bei anderweitig nicht klärbaren Oberbauchbeschwerden, unklarer Cholestase, Raumforderung in der Pankreasregion (Sonographie, CT) und vor operativen Eingriffen am Pankreas.

Wertigkeit

Die ERCP ist das sensitivste und spezifischste morphologische Verfahren zum Nachweis oder Ausschluß einer chronischen Pankreatitis.

Endoskopisch-retrograde Cholangiopankreatikographie

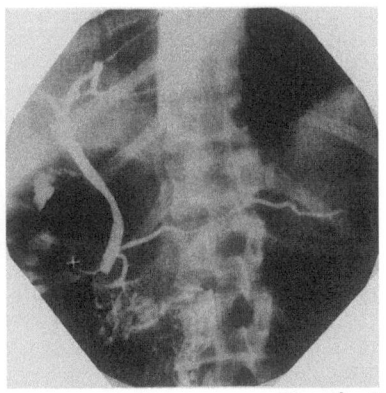 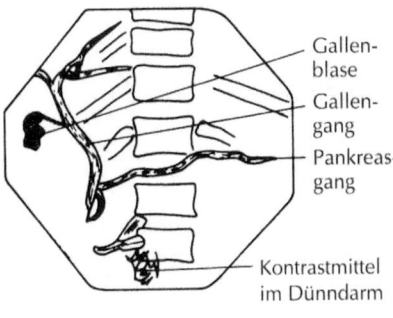

Normaler Pankreasgang

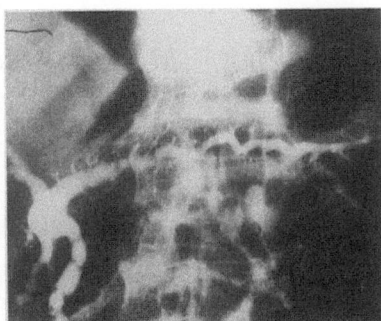 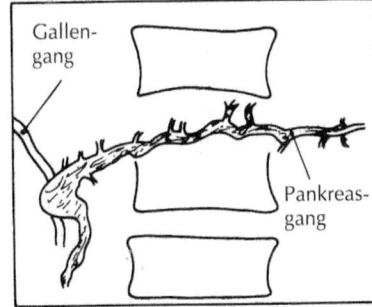

Perlschnurartig erweiterter Pankreasgang

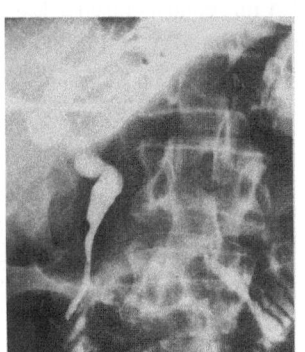 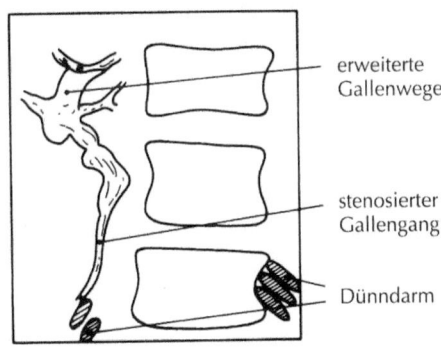

Stenose des Ductus choledochus durch Pankreaskopfvergrößerung

Therapie

Therapieziele

Die Therapie der chronischen Pankreatitis dient der Schmerzbekämpfung sowie der Verhütung bzw. Behandlung der exokrinen und endokrinen Insuffizienz.

Voraussetzungen

Auch bei bekannter Diagnose ist auf Grund der Dynamik des Krankheitsverlaufs zur Therapieplanung der Einsatz bildgebender und funktioneller Diagnostik erforderlich, um zu entscheiden, ob medikamentös, interventionell endoskopisch oder operativ vorgegangen werden soll.

Interventionell endoskopische Maßnahmen

Die Überbrückung von Stenosen des Ductus pancreaticus und Ductus choledochus durch endoskopisch plazierte Stents, die Zertrümmerung von Pankreasgangsteinen durch extrakorporale Stoßwellen mit endoskopischer Extraktion der Steinfragmente sowie die endoskopische Drainage von Pseudozysten werden derzeit noch kontrovers diskutiert.

- Kausale Therapie
  - Alkoholabstinenz

- Schmerztherapie
  - Alkoholabstinenz
  - Analgetika
  - Pankreasenzyme

- Therapie der exokrinen Insuffizienz
  - Diät
  - Pankreasenzymsubstitution
  - Vitaminsubstitution

- Therapie der endokrinen Insuffizienz
  - Diät
  - Insulin

- Therapie der Komplikationen
  - endoskopische Verfahren
  - chirurgische Verfahren

Allgemeine Maßnahmen und Schmerztherapie

Alkoholabstinenz

Diese Empfehlung wird selten befolgt. Eine Entziehungsbehandlung ist anzustreben.

Schmerztherapie

Die Gabe von Analgetika erfolgt mit individueller Dosisanpassung, bei länger anhaltenden Schmerzphasen kontinuierlich mit regelmäßiger Einnahme nach festem Zeitplan.

Pankrasenzyme

Als eine der Schmerzursachen wird die Druckerhöhung im veränderten Pankreasgangsystem angesehen. Durch die Gabe von Proteasen soll die Pankreassekretion gehemmnt werden. Ob dieser negative Rückkoppelungsmechanismus existiert und ob über seine Beeinflussung eine Schmerzreduktion möglich ist, wird kontrovers diskutiert.

Alkoholkarenz

- bessert langfristig die Schmerzen
- senkt die Häufigkeit und Schwere der akuten Schübe

Diät

- fettreduzierte Kost
- häufige kleine Mahlzeiten
- Meiden individuell unverträglicher Nahrungsmittel
- bei therapieresistenter Steatorrhoe mittelkettige Triglyceride[1]
- bei endokriner Insuffizienz Diabetesdiät

Schmerztherapie

leichte Schmerzen
- peripher wirksame Analgetika[2]
- evtl. Spasmolytika[3]

mittelstarke Schmerzen
- Kombination aus peripher wirksamen Analgetika[2] mit niedrig potenten, zentral wirksamen Analgetika[4]

starke Schmerzen
- Kombination aus peripher wirksamen Analgetika[2] mit hochpotenten, zentral wirksamen Analgetika[5]
- Antidepressiva

---

[1] MCT-Kost, Deutsche Margarine-Union Hamburg
[2] z. B. Acetylsalicylsäure bis 4 x 0,5–1,0 g, Metamizol bis 4 x 0,5–1,0 g
[3] z. B. N-Butylscopolamin bis 5 x 10 mg als Supp.
[4] z. B. Tramadol bis 400 mg/Tag p.o. oder als Supp.
[5] z. B. Buprenorphin bis 4 x 2 Tabl. à 0,2 mg sublingual; Pentazocin bis 8 x 50 mg p.o.

Substitutionstherapie

Wahl des Enzympräparats

Auf Grund der Säurelabilität der Lipase sind säuregeschützte Präparate vorzuziehen. Nach Magenpassage soll der Säureschutz rasch zerfallen, um die Enzymfreisetzung im oberen Dünndarm zu gewährleisten.

Partikel, die kleiner als 2 mm sind, werden in der digestiven Phase gemeinsam mit der Nahrung aus dem Magen entleert. Um eine gleichzeitige Entleerung der Enzyme mit dem Nahrungsbrei zu gewährleisten, sollen Präparate mit geringer Teilchengröße bevorzugt werden.

Gallensäurehaltige Enzympräparate sollen vermieden werden, weil Gallensäuren bei der oft erforderlichen hohen Dosierung der Enzympräparate zu einer chologenen Diarrhoe führen können.

Dosis

Die erforderliche Lipasemenge beträgt in der Regel 20 000 bis 40 000 Ph. Eure[1] pro Tag. Dies entspricht je nach Präparat 2–4 Kapseln zu jeder Hauptmahlzeit bzw. 1–2 Kapseln zu jeder Zwischenmahlzeit.

Die Dosierung muß individuell erfolgen. In Abhängigkeit vom Schweregrad der Steatorrhoe und der Zusammensetzung der Nahrung kann eine tägliche Dosis von über 250 000 Ph. Eure erforderlich sein.

Therapieversagen

Hierbei muß die Diagnose überprüft werden (z. B. andere Ursache der Steatorrhoe). Neben einer mangelnden Compliance können auch die nicht zeitgerechte Einnahme der Medikamente oder eine Unterdosierung verantwortlich sein.

Diabetes mellitus

Bei schlechter Compliance (z. B. fortgesetztem Alkoholabusus) ist eine strenge Blutzuckereinstellung gefährlich (Hypoglykämie).

---

[1] eine Ph. Eure-Einheit (European Pharmacopoeia) = 1 FIP (Fédération Internationale Pharmaceutique).

Pankreasenzymsubstitution

Indikation
- Gewichtsverlust
- Steatorrhoe
- Meteorismus

Wahl des Präparats
- hoher Lipasegehalt
- Säureschutz der Lipase bei erhaltener Magensekretion
- geringe Teilchengröße
- rasche Enzymfreisetzung im oberen Dünndarm
- kein Zusatz von Gallensalzen

Dosierung
orientiert sich an klinischen Parametern
- Zunahme des Körpergewichts
- Abnahme der Stuhlfrequenz (< 3/Tag)
- Abnahme des Meteorismus

Vitaminsubstitution

- fettlösliche Vitamine (A, D, E, K) bei manifester Steatorrhoe (Mischpräparat 1 x /Monat i.m.)
- B-Vitamine bei Mangelernährung durch chronischen Alkoholismus

Endokrine Insuffizienz

- orale Antidiabetika nur passager ausreichend
- Insulin

Chirurgische Therapie

Etwa jeder zweite Patient muß sich während seines Lebens einem chirurgischen Eingriff wegen seiner chronischen Pankreatitis unterziehen.

Ziele
Die chirurgische Therapie wird zur Beseitigung von Schmerzen und Komplikationen eingesetzt. Dabei muß auf die Erhaltung der Organfunktion, besonders des endokrinen Anteils, geachtet werden.

Indikation
Sie ist gegeben bei therapierefraktären Schmerzen in Kombination mit Pankreasgangstenosen sowie unabhängig von begleitenden Schmerzen bei Choledochusstenose, symptomatischer Duodenalstenose und komplizierten Zysten (Größe > 5–6 cm mit Verdrängung, Infektion, Einblutung, Ruptur).

Bei Blutung aus Fundus- oder Ösophagusvarizen infolge Milzvenenthrombose erfolgt die Splenektomie.

Verfahrenswahl
Ausgedehnte Resektionen sind nicht mehr indiziert.

Drainageoperationen
Sie kommen bei komplizierten Zysten oder Gangerweiterung (> 8 mm) in Betracht.

Resezierende Verfahren
Bei Lokalisation der Komplikation im Korpus- und Schwanzbereich kommt eine sparsame Linksresektion in Frage (bis max. 50 % des Parenchyms).

Bei entzündlichem Pankreaskopftumor kann entweder eine Whipple-Operation oder eine duodenumerhaltende Pankreaskopfresektion erfolgen.

Operative Verfahren bei chronischer Pankreatitis

Laterale Pankreatikojejunostomie mit nach Roux ausgeschalteter Jejunumschlinge bei deutlich dilatiertem Pankreasgang (> 8 mm)

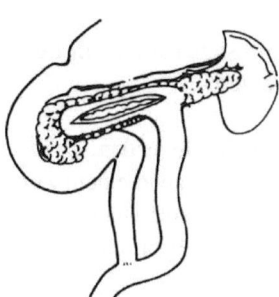

Klassische partielle Duodenopankreatektomie (Whipple-Operation) mit großem Organverlust

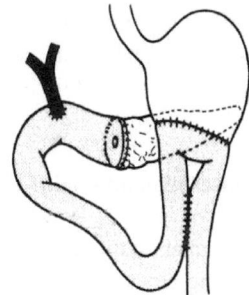

Duodenumerhaltende Pankreaskopfresektion (Organerhaltende Alternative zur Whipple-Operation)

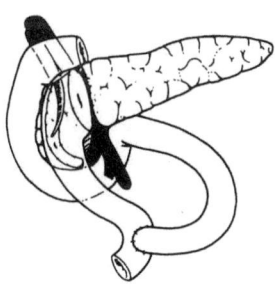

Praktisches Vorgehen

Diagnosesicherung beim Leitsymptom chronisch-rezidivierende Schmerzen

Geringe Beschwerden. Zwar ist im Verlauf der Erkrankung bei den meisten Patienten zu irgend einem Zeitpunkt eine ERCP indiziert. Bei geringen Beschwerden, klarer Diagnose und fehlenden Hinweisen auf Komplikationen ist sie aber entbehrlich.

Starke Beschwerden. Kurzfristig können starke Beschwerden symptomatisch behandelt werden (s. S. 55). Längerfristig besteht die Gefahr des Analgetikaabusus. Daher ist eine operativ behebbare Ursache der Beschwerden durch ERCP auszuschließen.

Diagnosesicherung beim Leitsymptom Gewichtsverlust/Steatorrhoe

Ein normaler indirekter Pankreasfunktionstest (s. S. 44) schließt eine pankreatogene Ursache dieser Symptome in der Regel aus.

Praktisches Vorgehen

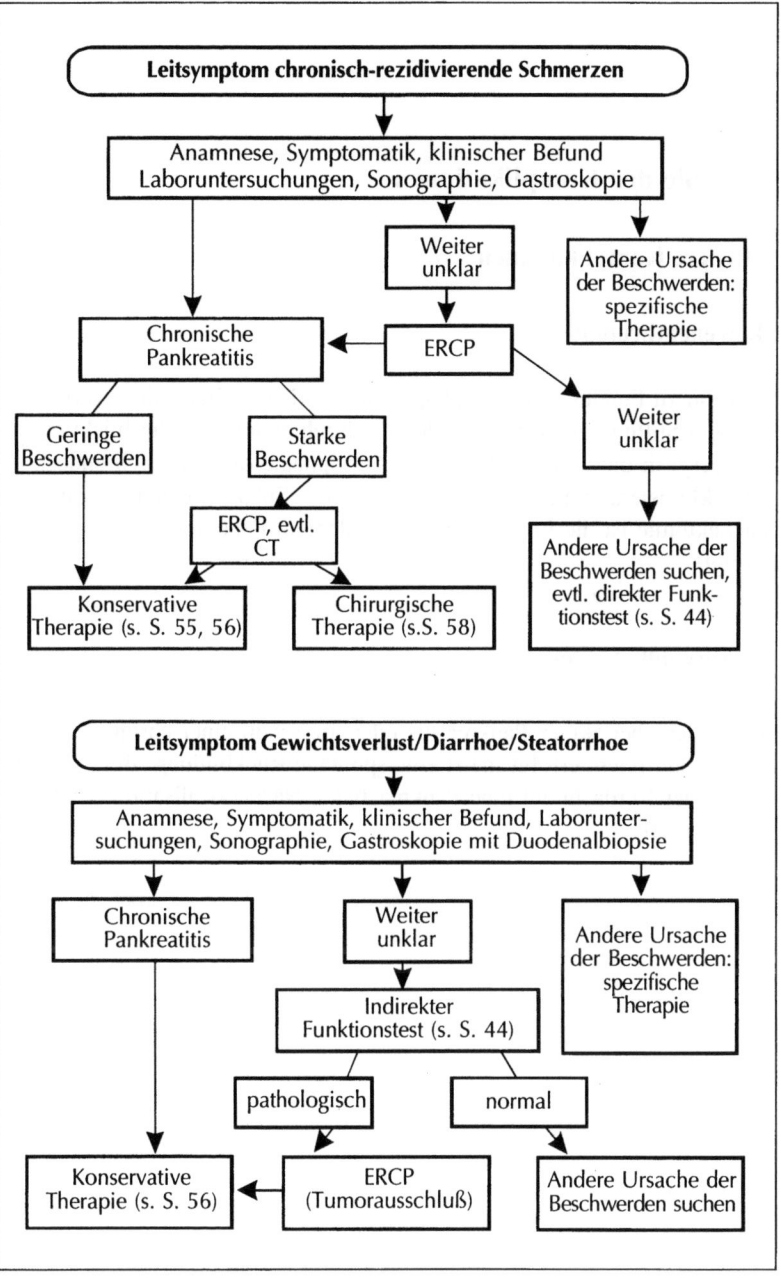

Therapie der Komplikationen

Seltenere Komplikationen

Milzvenenthrombose

Sie kann zu Fundus- und Ösophagusvarizen führen. Bei Fundusvarizen erfolgt die Stillung einer akuten Blutung durch endoskopische Injektion von Histoacryl in die blutende Varize, bei Ösophagusvarizen durch endoskopische Sklerosierung mit Äthoxysklerol o. ä. Die Splenektomie ist kurativ. Bei Splenektomie ist die Impfung mit polyvalentem Pneumokokkenantigen angezeigt[1].

Pleuraerguß, Aszites

Wenn diese bei akuter Pankreatitis oder im Schub einer chronischen Pankreatitis auftreten, erfolgt meist eine spontane Rückbildung. Bei Persistenz besteht der Verdacht auf eine Pankreasfistel. Nach Lokalisation durch ERP wird operiert.

---

[1] Pneumovax 23, 1 x 1 Dosis

Therapie der Komplikationen

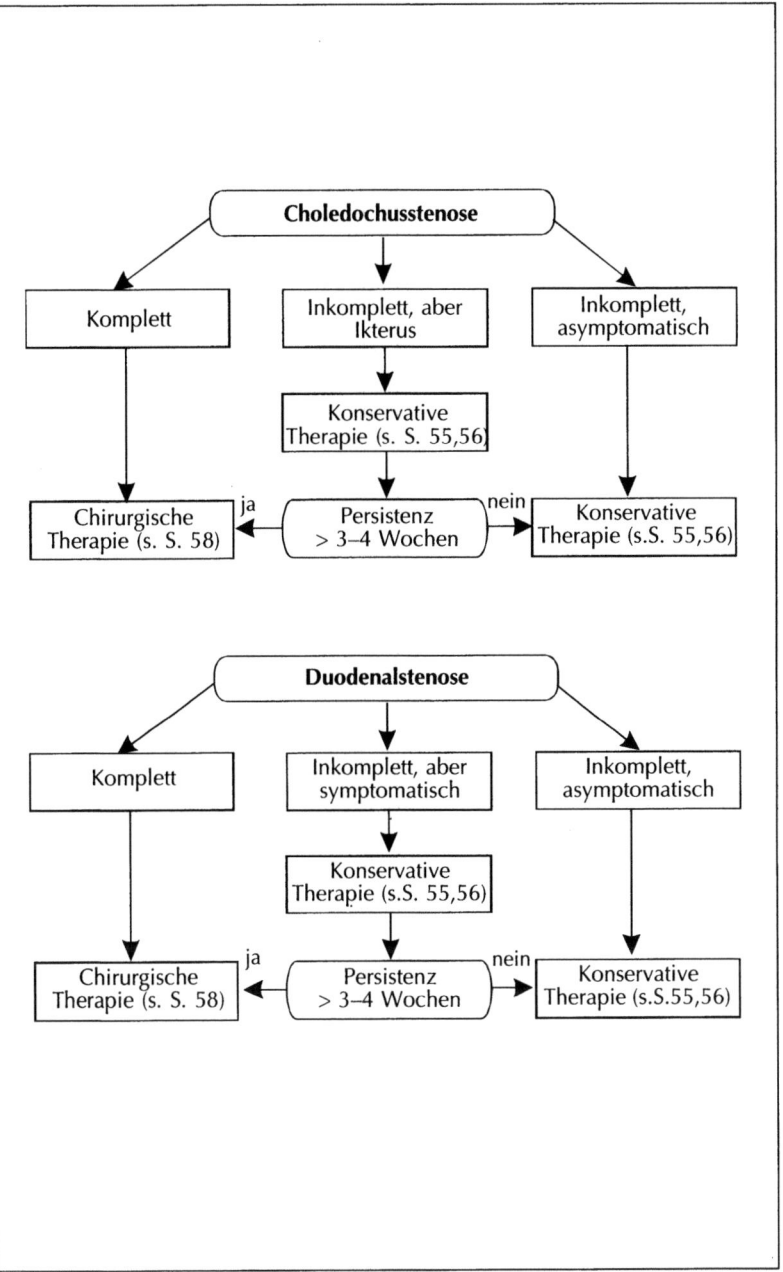

Literatur

Axon ATR, Classen M, Cotton PB, Cremer M, Freeny PC, Lees WR (1984) Pancreatography in chronic pancreatitis: international definitions. Gut 25: 1107–1112

Beger HG, Büchler M (Eds) (1987) Acute pancreatitis. Research and clinical management. Springer, Berlin Heidelberg New York Tokyo

Beger HG, Büchler M, Ditschuneit H, Malfertheiner P (Eds) (1990) Chronic pancreatitis. Research and clinical management. Springer, Berlin Heidelberg London New York Tokyo

DiMagno EP, Go VLW, Summerskill WHJ (1973) Relations between pancreatic enzyme outputs and malabsorption in severe pancreatic insufficiency. N Engl J Med 288: 813–815

Lankisch PG (1991) Akute Pankreatitis. Internist 32: W81–W92

Lankisch PG (1991) Chronische Pankreatitis. Internist 32: W93–W104

Lankisch PG (Ed) (1991) Pancreatic Enzymes in Health and Disease. Springer, Berlin Heidelberg New York Tokyo

Layer P (1991) Enzymtherapie im Frühstadium der chronischen Pankreatitis? Ergebn Gastroenterol Verh Bd 26: 69–71

Mössner J (1989) Ätiologie, Pathogenese und Pathophysiologie der akuten Pankreatitis. Internist 30: 705–717

Mössner J, Secknus R, Meyer J, Niederau C, Adler G (1992) Treatment of pain with pancreatic extracts in chronic pancreatitis: Results of a prospective placebo-controlled multicenter trial. Digestion 53:54–66

Ranson JH, Rifkind KM, Roses DF, Fink SD, Eng K, Localio SA (1974) Objective early identification of severe acute pancreatitis. Am J Gastroenterol 61: 443–451

Sarner M, Cotton PB (1984) Classification of pancreatitis. Gut 25: 756–759

Singer MW, Gyr K, Sarles H (1985) Revised classification of pancreatitis. Report of the Second International Symposium on the Classification of Pancreatitis in Marseille, France, March 28–30, 1984. Gastroenterology 89: 683–685

MIX
Papier aus verantwortungsvollen Quellen
Paper from responsible sources
FSC® C105338

If you have any concerns about our products,
you can contact us on
ProductSafety@springernature.com

In case Publisher is established outside the EU,
the EU authorized representative is:
**Springer Nature Customer Service Center GmbH
Europaplatz 3, 69115 Heidelberg, Germany**

Printed by Libri Plureos GmbH
in Hamburg, Germany